એક નઝર

મિહિર જાગૃતિ વોરા

આ પુસ્તક હું મારા માતા પિતા , મોટા ભાઈ ભાભી અને નાની પ્રિય ભત્રીજી ને
અર્પણ કરું છું

સામગ્રી

પ્રસ્તાવના

આ પુસ્તક માં મારા આજકાલ દૈનિક માં આવેલા મારી કોલમ એક નઝર ના લેખ છે ૨૦૦૫ થી ૨૦૧૪ સુધી મારા લેખ આ કોલમ માં આવ્યા હતા.

સ્વીકૃતિઓ

આ પુસ્તક માં મારા આજકાલ દૈનિક માં આવેલા મારી કોલમ એક નઝર ના લેખ છે આ માટે હું આજકાલ દૈનિક ના મેનેજમેન્ટ , તંત્રી , ટ્રસ્ટી અને તમામ પત્રકાર અને વહીવટી અને બિન વહીવટી સ્ટાફ નો આભાર માનું છું .૨૦૦૫ થી ૨૦૧૪ સુધી મારા લેખ આ કોલમ માં આવ્યા હતા.

અનુક્રમણિકા

1

સવારે સ્નાનના મહત્વની અંગેની શાસ્ત્રોની વાતો.

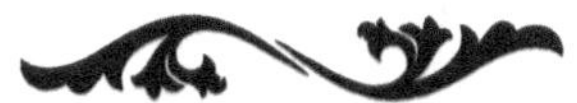

પ્રાતઃકાળ એટલે કે સવારનો સમય ધર્મ તેમજ વિજ્ઞાન બન્નેના સંયમ અને શિસ્ત સાથે જોડાયેલી ઘણી બધી વાતોને અપનાવી જીવનમાં સફળતાના દરેક હેતુને પુરા કરવા માટેનો શ્રેષ્ઠ મનાય છે. ઉષાકાળ એટલે કે સવાર એવી સુખદ અને ઉર્જાવાન ઘડી છે, જે શરીરને જ નહીં પરંતુ મન તેમજ વિચારોને હંમેશા જાગીને તેમજ ઉઠીને ચાલવાની પ્રેરણા આપે છે. આ સંદેશની સાથે જ શરૂઆત સારી થાય તો ઉત્તમ પરિણામો મળવા નિશ્ચિત છે.

હિન્દુ ધર્મશાસ્ત્રોમાં સવારના આ શાંતિભર્યા સમયમાં જીવનની સાધના માટે સ્નાનનું ઘણું મહત્વ દર્શાવાયુ છે. ત્યાં સુધી કે રોગ અથવા કોઈ લાચારીમાં પણ અનેક વિકલ્પો સાથે સ્નાન કરવાથી તન જ નહીં મનના પણ કલહરૂપી તાપને ઓછો કરનાર બતાવ્યું છે.

પૌરાણિક માન્યતા છે કે શ્રીહરી વિષ્ણુના આદેશથી સૂર્યોદય પહેલા આગલા 6 દંડ એટલે કે લગભગ અઢી કલાક શુભ ઘડી સુધી જળમાં તમામ દેવતાઓ તેમજ તીર્થ વાસ કરતા હોય છે. એટલે જ સવારે તીર્થ સ્નાનથી તમામ પાપોનો નાશ તેમજ તેનાથી રક્ષા પણ થાય છે. ખાસ કરીને રવિવાર તેમજ મકરસંક્રાંતિ જેવા સૂર્યભક્તિના શુભ દિવસે તો સવારે નહાયા વિના ધાર્મિક કાર્ય દોષપૂર્ણ જ મનાય છે.

સવારે સ્નાનના મહત્વની અંગેની શાસ્ત્રોની વાતો પર ધ્યાન આપવામાં આવે તો, સ્નાન સાથે જોડાયેલા 10 મહત્વના ફાયદા પણ જણાવવામાં આવ્યા છે, જેનો સંબંધ જીવનના અનેક વિષયો તમેજ કામનાઓ સાથે છે.

આનો મતલબ છે કે સવારે સ્નાન કરવાથી 10 ગુણો પ્રાપ્ત થાય છે. તેમાંથી પહેલુ છે-રૂપ એટલે કે સૌંદર્ય કે ખુબસુરતી. તે સિવાય બાકીના છ ફાયદા આ પ્રકારના છે--શારીરિક બળ કે શક્તિ,-તેજ એટલે કે ચૈતન્યતા, જ્ઞાન, ઉર્જા,-માનસિક બળ,-પવિત્રતા એટલે કે મન, વિચાર તેમજ કર્મથી પાવન થાય છે,

સ્વાસ્થ્ય-બુદ્ધિ અને વિવેક- સાચા અને ખોટામાં ફરતની સમજ તેમજ નિર્ણય ક્ષમતા કરવામા ખુબ ઉપ્યોગિ છે.-ખરાબ સપનાઓથી છુટકારો એવો છે કે શુભ ઘડીઓમાં કે દરરોજ સ્નાનથી તન નિરોગી થવાની સાથે-સાથે મન-મસ્તિષ્ક પણ ઉર્જાવાન અને તણાવમુક્ત રહે છે. તેનાથી માત્ર માણસની ઉંમર જ નથી વધતી પરંતુ મનોબળ પણ વધે છે અને સારા વિચાર સફળ તેમજ યશસ્વી બનાવવા વાળા સાબિત થાય છે.

શાસ્ત્રો અનુસાર સવારે સ્નાન કરવું એક સરળ ઉપાય છે, જે તનની સાથે સાથે મનને પણ પવિત્ર કરી દે છે, કારણ કે સ્વસ્થ શરીર જ મનને સબળ બનાવે છે. તેનાથી કોઈ માણસ માનસિક તેમજ વૈચારિક રીતે મજબુત તેમજ પાવન બની સરળતાથી ઈચ્છીત સફળતા તેમજ મુકામ મેળવીને વૈભવશાળી જીવન જીવી શકે છે.

ધર્મશાસ્ત્રોના દ્રષ્ટિકોણથી ધનવાન બનવાનો મતલબ માત્ર વધુને વધુ ધન એકઠું કરવું જ નથી, પરંતુ ધનની સાથે ગુણવાન હોવું જ અસલી અમીરી મનાય છે. તેના સિવાય મેળવેલું ધન યશ તેમજ સુખ આપી શકતા નથી. ગુણવાન બની ધન મેળવવાની રાહ સરળ બનાવવા માટે શાસ્ત્રોમાં તન તેમજ મનની પવિત્રતાનું મહત્વ ગણાવવામાં આવ્યુ છે.

આવા જ ગુણ અને ધન સંપન્ન બનવા માટે શાસ્ત્રોમાં નહાતા સમયે પાવન તેમજ દેવનદી ગંગાના વિશેષ મંત્રના સ્મરણનું મહત્વ જણાવાયુ છે. માન્યતા છે કે તેનાથી ત્રિદેવ એટલે કે બ્રહ્મા, વિષ્ણુ તેમજ શિવનું પણ સ્મરણ થઈ જાય છે, કારણ કે કોઈને કોઈ રૂપે ગંગા આ ત્રણેયને પ્રિય છે

ધાર્મિક આસ્થા છે કે મંત્રની સાથે સ્નાન કરવાવાળા કર્મ, વચન અને વ્યવહારમાં ગંગાની પાવનતાની સાથે ત્રિદેવોની પણ ગુણ તેમજ શક્તિરૂપી દોલતથી સંપન્ન થઈ જાય છે. -નિલોભતા કે લાલસાથી મુક્તિમ્યુઝિક થેરાપી -મનગમતું ભારતીય સંગીત સાંભળવાથી પણ કેટલાંય રોગો મટી શકે છેઆમ રોજ સવારે સ્નાન કરો.

2

ગુજરાતની આ વાનગીઓ ખાઈને મોંઢામાં વળી જશે પાણી!

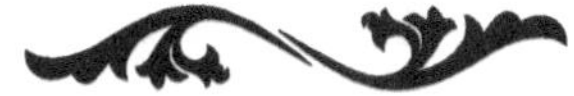

એ વાતમાં બે મત નથી કે ગુજરાત કે પછી ગુજરાતીઓનો ઉલ્લેખ થાય અને ખાવા-પીવાની વસ્તુઓનો ઉલ્લેખ ન થાય.

બૃહદ મુંબઇમાંથી બે રાજ્યો અલગ થયા, એક બન્યું મહારાષ્ટ્ર અને બીજું બન્યું ગુજરાત. ગુજરાતે વિકાસની જે યશગાથા લખી છે, જે બધા જ જાણે છે, પરંતુ આ સાથે જ ગુજરાત ખાણી-પીણીમાં પણ અન્ય રાજ્યોથી અલગ તરી આવ્યું છે.

ખાવાના શોખીન ગુજરાતીઓને કોઈ ન પહોંચી શકે. ગુજરાતમાં વસતા તમામ નાના-મોટા મોટી ફાઈવ સ્ટાર હોટલમાં બાજુ પર રાખી નાની શેરી-ગલીઓમાં ચટાકેદાર ખાવાની મજા માણતા હોય છે.

જે સ્વાદ શેરી-ગલીમાં ઊભી રહેતી લારીઓમાં મળતા નાસ્તાનો છે તે સ્વાદ કોઈ ફાઈવ સ્ટાર હોટલ કે ફાસ્ટ ફુડની દુકાનમાં મળતો નથી.વિવિધ સ્થળોએ જઈ શહેરની ઓળખને સાથે લઈને આવવામાં પણ ગુજરાતીઓ પાછા પડતાં નથી. ઘરમાંથી કોઈ પ્રવાસે કે કોઈ કામ અર્થે પોતાનું શહેર છોડીને જાય એટલે પરત ફર્યા પછી ઘરનાં અને મિત્રો બધાં જ પુછતાં હોય કે મારા માટે શું લાવ્યાં ?

ત્યારે દરેક શહેરમાં વખણાતી વસ્તુ ઉપર સૌનું ધ્યાન જાય છે. આવી જ કંઈક આ યુનિક વાનગીઓ આપને જે તે શહેરમાં જોવા મળશે. હવે પછી આ શહેરોમાં જવાનું થાય તો રખે ને ભુલતાં આ વિશિષ્ટ વાનગીઓ ખાવાનું. ફૂડ રેસિપીમાં ગુજરાતીઓ અવનવી શોધ કરવામાં પણ માહેર છે. ત્યારે ખાધા ખોરાકીમાં પણ નવા અખતરા કરવામાં કદી પાછા પડ્યા નથી. ગુજરાતમાં કોઈપણ ખૂણે જાય અને નવી વાનગીનો સ્વાદ ન ચાખે એવું ન બને. અનેક વિવિધતામાં ક્યારેય પાછું નહીં પડેલું ગુજરાત ખાણીપીણીમાં પણ વિશ્વફ્લક ઉપર પોતાની વિવિધ વાનગીઓને મોટા રસોડા સુધીમાં લઈ જવામાં જાણે સફળ થયું છે.

તો બીજી તરફ રાજ્યના વિવિધ ભાગો જેમકે, ઉત્તર ગુજરાત, મધ્ય ગુજરાત, દક્ષિણ ગુજરાત, સૌરાષ્ટ્ર અને કચ્છમાં વિચરીએ તો પણ આપણી જઠરાગ્નીને અનેક પ્રકારના વ્યંજનનો સ્વાદ મળી શકે છે. કચ્છની દાબેલી, સૌરાષ્ટ્રનું કચરીયું, શીંગ, ભૂંગરા બટાટા, બ્રેડ પકોડા, મધ્ય ગુજરાતનું ગળિયું ચવાણું, પત્તરવેલિયા, હાંડવો, દાલ વડા, હલવાસન, ધઉંનો પોંક, ઉત્તર ગુજરાતમાં દાલ બાટી, રેવડી, ખીચડી વિગેરે જેવી વાનગીઓ છે.

અમદાવાદ ના મેગીના ભજીયાં, ચાઈનીઝ ભેળ, લકીના મસ્કાબન, જશુબેનના પિઝા, આસ્ટોડિયાની લખનૌની અડદની જલેબી, મણિનગરના ટામેટાના ભજિયા, ઝવેરીવાડના ચોકલેટ પિઝા

વડોદરા ના જગદિશનો ચેવડો, લીલી ભેળ, નાળિયેર પાણીની સિંગ, અલ્કાપૂરીમાં બોમ્બે સેન્ડવીચ, ડાયાભાઈના મૈસૂર મસાલા ઢોસા, મહાકાળીનું સેવઉસલ, ભાખરવડી સુરત ના જાનીનો લોયો, અંબાજી રોડ પર ખમણ-ઢોકળા, સુતરફેણી અને ધારી, બેગમપુરામાં મઢીની ખમણી, સુરતનું જમણ, ઉધીયું અને લોયો, ખમણનું આઈસ્ક્રીમ, આઈસ્ક્રીમના ભજિયા રાજકોટ : ના ભૂંગળા-બટેટા, ઢેબર ચોકના આઇસ્ક્રીમના ભજિયા, કરણપરાના બ્રેડ કટકા, અનામના ઘુઘરા, ભગતના પેંડા, રસિકભાઈનો ચેવડો, જલારામની ચિકી

ઉત્તર ગુજરાત ના :- હિંમતનગરની દાલ-બાટી, કચોરી, પેંડા, ખાખરા, રેવડી, દાબેલી, ખમણી, વડા પાંવ, અક્ષરધામની ખીચડી, ચવાણું, ગોળો મધ્ય ગુજરાત ના :- ગોટા અને સકરિયા અને મલાઇ મારેલું દૂધ, ગળિયું ચવાણું, પત્તરવેલિયા, ફ્લ્ફી, હાંડવો, દાલ વડા, હલવાસન, ધઉંનો પોંક, દૂધીનો હલવો, ભૂંગળા-બટેટા દક્ષિણ ગુજરાત ના:- કોલ્ડ લોયો, ભરૂચની ખારી શિંગ, ભાગર વિસ્તારમાં રામજી દામોદરનું ભુસ્સુ, નાનખટાઇ, ચોખ્ખાનો રોટલો, નાગલી, વાંસનું શાક, પેટીસ, સમોસા, જલારામની ખીચડી, દાણા-ચણા, નાનખટાઇ સૌરાષ્ટ્ર ના:- સેવમમરા, કચરીયું અને શીંગ, કચોરી, પાન, ગાંઠિયા અને ફૂલવડી, ખાજલી, ગોટી સોડા, શીખંડ, ભૂંગરા બટાટા, બ્રેડ બટાટા, લસણિયા

સેવ મમરા, ડાયફ્રુટની કચોરી, રગડો, ફાલુદો, જામેલ લસ્સી કચ્છ ના :- કચ્છની દાબેલી, ગુલાબપાક, કળા કાળિગીરી અને ખુમારી, ખાવડાના સાટા, પકવાન. આમ વેકેશન મા કુછ દિન તો ગુજારો ગુજરાત મે ગુજરાતિ વાનગી ઓ ખાઈને.

3

સવારે ખાલી પેટે પીઓ પાણી, મળશે ચમત્કારી ફાયદા

પાણીને જીવન માનવામાં આવે છે. સારાં સ્વાસ્થ્ય માટે પાણી અત્યંત જરૂરી હોય છે. સવારના સમયે એવા બહુ જ ઓછા લોકો હોય છે, જે ખાલી પેટે પાણી પીતા હોય છે. પાણી એક એવું તત્વ છે જે તમારા શરીરની બધી જ બીમારીઓ અને દૂષિત તત્વોને શરીરમાંથી પેશાબ વાટે બહાર કાઢી દે છે. શું તમે એ વાત જાણો છો કે,

જો તમે સવારના પોરમાં રોજ ખાલી પેટે 4 ગ્લાસ એટલે કે એક લીટર પાણી પીવો તો તમે આજીવન અનેક બીમારીઓથી બચીને આરોગ્યવર્ધક જીવન જીવી શકો છો. આનાથી તમારું પાચનતંત્ર એકદમ દુરસ્ત રહે છે. મોટા ભાગની બીમારીઓ આપણા પેટમાંથી જ જન્મ લેતી હોય છે. જેથી જો સવારે પથારી છોડતા જ તમે ખાલી પેટે પાણી પીશો તો તમે આ તંદુરસ્તીને પોતાની પાસે રાખી શકશો. શું તમે જાણો છો કે,

સવારમાં ખાલી પેટે પાણી પીવાનું ચલણ ક્યાંથી શરૂ થયું? આ ચલણ જાપાનના લોકોએ શરૂ કર્યું. અહીંના લોકો સવારમાં ઉઠીને સીધા જ બ્રશ કર્યા વગર 4 ગ્લાસ પાણી પી જતા હતા. ત્યાર બાદ તે અડધો કલાક સુધી કંઈ પણ ખાતા નહીં. વોટર થેરેપી ટ્રીટમેન્ટ જાપનીઝ લોકોને સ્વસ્થ રાખવામાં મદદ કરે છે.

આ વાતમાં કોઈ બેમત નથી કે, જાપાની લોકો દુનિયાના સૌથી ઉર્જાવાન અને કુશળ લોકોમાંના એક છે. સવારના પોરમાં ખાલી પેટે પાણી પીવાના કેટલાય સારા લાભ છે. જો તમે પણ આમ કરવાનું વિચારી રહ્યા છો તો, પ્રયત્ન એ જ કરજો કે, પાણી થોડું હૂંફાળું હોય, જેથી તમે બાદમાં કોઈ પણ તૈલીય પદાર્થ ખાવ તો પણ તે ચરબીના રૂપમાં તમારા શરીરમાં જમા ન થાય. તો ચાલો જાણી લો સવારમાં નરણાં કોઠે પાણી પીવાથી શરીરને ક્યા-ક્યા લાભ મળી શકે છે.

રોજ સવારે ખાલી પેટે પાણી પીવું તે વોટર ટ્રિટમેન્ટ થેરેપી કહેવાય છે. પાણી પીવાના એક કલાક પહેલાં અને એક કલાક બાદ સુધી કંઈપણ ખાવું પીવું ન જોઈએ. એમાંય ઠોસ ખોરાક તો ભુલથી પણ ખાવા ન જોઈએ.

શરૂઆતમાં આટલું પાણી પીવામાં તમને પરેશાની થશે જેના માટે બે ગ્લાસ પાણી પીને થોડીક મિનિટ રોકાઈ જવું પછી અન્ય બે ગ્લાસ પાણી પીવું આમ ધીરે-ધીરે તમને આદત પડી જશે. જ્યારે તમે આ થેરેપીની શરૂઆત કરશો તો તમને એક કલાકમાં બેથી ત્રણવાર પેશાબ માટે જવું પડશે. પરંતુ થોડાક દિવસ બાદ શરીર તેનાથી ટેવાઈ જશે અને પછી આ સમસ્યા પણ દૂર થઈ જશે.સવારે ઉઠતાંની સાથે બ્રશ કર્યા વિના ચાર ગ્લાસ પાણી પીવું.

બ્રશ કર્યાની 45 મિનિટ સુધી કંઈ ખાવું પીવું નહીં. નાસ્તા, લંચ અને ડિનરના 15 મિનિટ બાદ બે કલાક સુધી કંઈ પીવું નહીં.મોટી ઉંમરના લોકો માટે સવારે 4 ગ્લાસ પાણી પીવું મુશ્કેલ બની જાય છે, જેથી તેમણે થોડા-થોડા પાણી પીવાથી શરૂઆત કરવી. પાણી પિવાથિહાઈ બ્લડપ્રેશર- 30 દિવસ,ગેસ- 10 દિવસ,ડાયાબિટીસ- 30 દિવસ કબજિયાત- 10 દિવસ,કેન્સર- 180 દિવસ,ટીબી- 90 દિવસ મા ફાયદાઓ થાય છે,

અન્ય ફાયદા ઓ જોઈએતો જ્યારે તમે બહુ બધું પાણી પીશો ત્યારે તમને કુદરતી રીતે જ ટોયલેટ જવાની ઈચ્છા થશે. જો તમે આવી રીતે રોજ પાણી પીશો તો તમારા પેટની સિસ્ટમ ગંદકીને બહાર નિકાળશે અને તમારા પેટને સાફ કરશે. આથી જો તમને કબજિયાતની ફરિયાદ રહેતી હોય તો ચોક્કસ આ રીતે પાણી પીવું જોઈએ.

પાણી શરીરમાંથી દરેક પ્રકારની ગંદકીને બહાર કાઢી દે છે. જ્યારે તમે ખુબ જ વધુ માત્રામાં પાણી પીને પેશાબ કરો છો, ત્યારે તમારા શરીરમાંથી મોટા પ્રમાણમાં ટોક્સિન કચરો નીકળી જાય છે. આથી જ ડોક્ટરો પણ હંમેશા મોટા પ્રમાણમાં પાણી પીવાની સલાહ આપતા હોય છે.પાણી પીને જ્યારે તમારું પેટ સાફ થઈ જાય છે ત્યારે, તમને વધુ પ્રમાણમાં ભૂખ લાગતી હોય છે. આથી સવારમાં તમારો બ્રેકફાસ્ટ પણ તમે સારી રીતે કરી શકો છો.

કેટલીક વખત આપણા શરીરમાં અંદર પાણીની અછતના કારણે આપણને માથાનો દુઃખાવો થઈ જતો હોય છે. આથી પ્રયત્ન કરવું કે સવારમાં પેટ ભરીને પાણી પીવું. પાણી પીવાથી તમારા શરીરની પાચનશક્તિ 24 ટકા વધી જતી હોય છે. આનો સીધો અર્થ એવો થાય છે કે, તમે ભોજનને ઝડપથી પચાવી શકો છો અને આની સાથે તમે તમારૂં વજન પણ થોડું ઘટાડી શકો છો.ખાલી પેટ પાણી પીવાથી શરીરમાં રેડ બ્લડ સેલ્સ ખૂબ જ ઝડપથી વધે છે.

જેથી ધીરે-ધીરે શરૂ કરીને રોજ 4 ગ્લાસ પાણી પીવાની આદત અવશ્ય પાડવી. જેથી એનીમિયાના દર્દીઓ માટે પણ આ ઉપચાર અતિલાભકારી છે.જો તમે વેટ લોસ ડાયટ કરી રહ્યા છો તો તમારે ખાલી પેટે ચોક્કસથી પાણી પીવાનું શરૂ કરી દેવું જોઈએ. આનાથી શરીરમાંથી ખરાબ ટ્રાન્સ ફેટ બહાર નીકળી જાય છે અને શરીરના ફેટ મેટાબોલિઝમ વધે છે. સવારે ખાલી પેટે પાણી પીવાથી ચહેરા પર નીકળનારા ખીલ સાફ થઈ જતા હોય છે.

એકવાર જો તમારૂં પેટ સાફ રહેવા લાગશે તો આ બિમારી આપોઆપ ઠીક થઈ જતી હોય છે.શરીરને બેલેન્સ રાખવા માટે પાણી ખુબ જ આવશ્યક તત્વ છે. પાણીથી તમારૂં શરીર રોગની સામે લડવા માટે શક્તિશાળી બનતું હોય છે. આથી રોજ સવારે ઉઠીને ખુબ જ પાણી પીવું જોઈએ. મિત્રો એક વાત ખાસ યાદ રાખજો કે જ્યા દાક્તરિ સલાહ નિ જરુર હોય ત્યા દાક્તરિ સલાહ ને અવગણસો નહિ. પાણી નો અતિરેક નહિ પણ મર્યાદિત ઉપયોગ કરિને શારીરીક ઉપચારમાં સારા પરીણામ મેળવી શકાય છે.

4

તાંબાના વાસણમાં પાણી પીશો તો થશે, ચમત્કારી લાભ

આયુર્વેદમાં અને અનેક નેચરલ થેરાપી કે વડીલો દ્વારા પણ કહેવામાં આવ્યુ છે કે તાંબાના વાસણમાં પાણી પીવાથી શરીરને અનેક સ્વાસ્થ્ય લાભ મળે છે. તાંબાના વાસણનું પાણી પીવાથી શરીરની અંદર રહેલા ઝેરી તત્વો બહાર નીકળી જાય છે. જેને સામાન્ય રીતે વાત, કફ અને પિત્ત તરીકે ઓળખવામાં આવે છે.

તાંબાના વાસણમાં રાખેલું પાણી પીવાથી શરીરના આ ત્રણેય દોષોને નિયંત્રિત કરવાની ક્ષમતા વિકસે છે અને ત્રણેય દોષને કારણે જ શરીર રોગિષ્ઠ બને છે. તાંબાના વાસણમાં સંગ્રહિત પાણીને તામ્ર જળના નામથી પણ ઓળખવામાં આવે છે. તાંબાના લોટા, જગ કે ગ્લાસમાં ઓછામાં ઓછુ આઠ કલાક રાખેલું પાણી પીવું સ્વાસ્થ્ય માટે અત્યંત લાભકારી હોય છે. જેથી આજો જાણી લો તેના અઢળક લાભ. તમે સવારે પણ નરણાં કોઠે તાંબાના પાણીનું સેવન કરી શકો છો.

તેના ચમત્કારી સ્વાસ્થ્ય ફાયદા વિશે તમને જણાવીશું. બેક્ટેરીયાને ખતમ કરે છે કોપરની પ્રકૃતિને ઓલિગોડાયનેમિકના (બેક્ટેરીયા પર ધાતુઓના સ્ટરલાઈઝનો પ્રભાવ) તરીકે ઓળખવામાં આવે છે અને તેમાં રાખેલા પાણીના નિયમિત સેવનથી શરીરમાં રહેલાં બેક્ટેરીયાનો સરળતાથી નાશ કરી શકાય છે. તેમાં રાખેલા પાણી પીવાથી ડાયેરીયા અને કમળા જેવા રોગોના કીટાણુઓ મરી

જાય છે. પરંતુ એક વાતનું ખાસ ધ્યાન રાખવું કે વાસણમાં સ્વચ્છ પાણી ભરેલું હોવું જોઈએ.

થાયરોઈડ ગ્રંથિની કાર્યપ્રણાલિને નિયંત્રિત કરે છેનિષ્ણાતોના મત પ્રમાણે કોપરની ધાતુના સ્પર્શવાળું પાણી શરીરની થાઈરોઈડ ગ્રંથિને નોર્મલ કરી દે છે અને તેની કાર્યપ્રણાલીને પણ નિયંત્રિત કરે છે. તાંબાના વાસણમાં રાખેલા પાણીને પીવાથી રોગ કાબુમાં આવે છે, બસ શરત એટલી કે પાણી અને સંગ્રહ કરેલું તાંબાનું વાસણ સ્વચ્છ હોવું જોઈએ.

સાંધાના વા, દુઃખાવા અને સોજાને દૂર કરે છે સાંધાના દુઃખાવા અને વાની તકલીફમાં તાંબાના વાસણમાં રાખેલા પાણીને પીવાથી ઘણો જ ફાયદો થાય છે. તાંબાના વાસણમાં એવા ગુણો છે જે બોડીમાં યુરિક એસિડને ઓછુ કરે છે અને સાંધાની સમસ્યાને દૂર કરે છે.ત્વચાને સ્વસ્થ બનાવે છે

તાંબાના વાસણમાં રાખેલું પાણી ત્વચાને ચમકદાર બનાવે છે. ત્વચાને શાઈની બનાવવા માટે સવારમાં ઉઠીને તાંબાના વાસણમાં રાખેલા પાણીને પીઓ અને સ્વસ્થ રહો. આ સિવાય તમે આ પાણીથી આંખો પર છાલક પણ મારી શકો અને તેનાથી મોઢું પણ ધોવું જોઈએ. ત્વચાની સમસ્યાઓ મટી જશે.

પાચનક્રિયાને ઠીક કરે છે એસીડીટી અથવા ગેસ કે પેટની કોઈ અન્ય સાધારણ સમસ્યા થવા પર તાંબાના વાસણમાં રાખેલું પાણી પીવાથી રાહત મળે છે. આયુર્વેદ અનુસાર જો તમે તમારા શરીરમાંથી વિષાક્ત પદાર્થીને બહાર કાઢવા માંગતા હોય તો તાંબાના વાસણમાં ઓછામાં ઓછુ 8 કલાક રાખેલું પાણીને પીઓ.

તેનાથી સમસ્યાઓ દૂર થશે.વધતી ઉંમરને રોકે છે વધતી ઉંમર કોઈને ગમતી નથી, કારણ કે તેની સાથે અનેક સમસ્યાઓ શરુ થઈ જાય છે. સ્ત્રી હોય કે પુરુષો બન્ને ઈચ્છે કે વધતી ઉંમરની નિશાનીઓ છુપાયેલી રહે. ત્યારે તમે પણ જો એવું ઈચ્છતા હોય તો તાંબામાં રાખેલા પાણીને નિયમિત પીઓ. આ પાણી પીવાથી કરચલીઓ, ત્વચાનું ઢીલાપણુ વગેરે દૂર થાય છે. આ પ્રકારના પાણીથી મૃત ત્વચા પણ દૂર કરે છે અને નવી ત્વચા આવે છે.

વજન ઘટાડવામાં મદદરૂપ જો કોઈપણ વ્યક્તિ વજન ઘટાડવા ઈચ્છતી હોય તો તેણે તાંબાના વાસણમાં રાખેલા પાણીને પીવું જોઈએ. આ પાણી પીવાથી શરીરનો એકસ્ટ્રા ફેટ ઓછો થાય છે અને શરીરમાં કોઈ કમી કે કમજોરી આવતી નથી. શરીરમાં તાંબાના વાસણમાં રાખેલા પાણીથી આરામ પણ મળે છે.

લોહીની ઉણપને દૂર કરે છે કોપર શરીરની મોટાભાગની પ્રક્રિયાઓમાં બેહદ જરૂરી છે. તે શરીર માટે આવશ્યક પોષક તત્વોને અવશોષિત કરવાનું કામ

કરે છે. તાંબાના વાસણમાં રાખેલું પાણી પીવાથી લોહીની ઉણપ તેમજ વિકાર દૂર થાય છે. કેન્સર સામે લડવામાં સહાયક કેન્સર થવા પર હંમેશા તાંબાના વાસણમાં રાખેલું પાણી પીવું જોઈએ.

કારણ કે તાંબાના વાસણમાં રાખેલુ પાણી વાત, પિત્ત અ કફની સમસ્યાને દૂર કરે છે. આ પ્રકારના પાણીમાં એન્ટીઓક્સીડેન્ટ ભરપૂર માત્રામાં હોય છે જે આ રોગ સામે લડવાની શક્તિ પ્રદાન કરે છે. અમેરીકન કેન્સર સોસાયટી અનુસાર, કોપર અનેક પ્રકારે કેન્સરના દર્દીઓની મદદ કરે છે. આ એક લાભકારી ધાતુ છે જેમાં રાખેલુ પાણી સૌથી વધુ લાભ પ્રદાન કરે છે. જે એન્ટી કેન્સર ઈફેક્ટનું કામ કરે છે.

લોહીની ઉણપને દૂર કરે છે કોપર વિશે આ તથ્ય સૌથી વધારે આશ્ચર્ય પ્રદાન કરે છે. તાંબુ શરીરની મોટાભાગની પ્રક્રિયાઓમાં બહુ જ જરૂરી અને ફાયદાકારક હોય છે. આ શરીરમાં આવશ્યક પોષક તત્વોને શોષવાનું કામ કરે છે. તાંબાના વાસણમાં રાખેલા પાણીને પાવાથી લોહીની ઉણપ અને લોહીના વિકારની સમસ્યાઓ દૂર થાય છે.હૃદયને સ્વસ્થ બનાવે છે અને હાઈપરટેન્શનને દૂર કરે છે

જો કોઈ વ્યક્તિ હૃદય રોગથી પીડિત છે અથવા તો તેને હાર્ટની કોઈપણ પ્રકારની સમસ્યા હોય તો તેણે તાંબાના જગમાં રાતે પાણી રાખવું અને સવારે ઉઠીને તે પાણી પી લેવું. આવું નિયમિત કરવું જરૂરી છે.

આવું પાણી રોજ સવારે પીવાથી હૃદય મજબૂત અને સ્વસ્થ બને છે. તાંબાના વાસણમાં રાખેલું પાણી પીવાથી આખા શરીરમાં લોહીનું પરિભ્રમણ ખૂબ જ સારી રીતે થાય છે. આ સિવાય હાઈપરટેન્શનની સમસ્યા પણ તેનાથી દૂર રહે છે. મિત્રો એક વાત ખાસ યાદ રાખજો કે જ્યા દાક્તરિ સલાહ નિ જરુર હોય ત્યા દાક્તરિ સલાહ ને અવગણસો નહિ. પાણી નો અતિરેક નહિ પણ મર્યાદિત ઉપયોગ કરિને શારીરીક ઉપચારમાં સારા પરીણામ મેળવી શકાય છે.

5

આંખના નંબર, ઈન્ફેક્શન, નબળાઈથી બચવા આ વસ્તુઓનું સેવન ચોક્કસ કરવું..,

આંખો આપણા શરીરનું સૌથી અણમોલ અંગ છે. જેની પાસે સ્વસ્થ આંખો ન હોય તેમને અનેક સમસ્યાઓનો સામનો કરવો પડતો હોય છે. આંખોને સ્વસ્થ રાખવા માટે વિટામિન અને પોષક તત્વોથી ભરપૂર વસ્તુઓનું સેવન કરવું જોઈએ, કારણ કે યોગ્ય આહાર અને યોગ્ય દેખભાળથી આંખો આખી જિંદગી સ્વસ્થ રહે છે.

કેટલીક વસ્તુઓના નિયમિત સેવનથી ચશ્મા નથી આવતા અને આંખો સ્વસ્થ રહે છે. કેટલાક વિટામિન, મિનરલ અને અનેક પ્રકારના પોષક તત્વોની આપણા શરીરને બહુ જ જરૂર હોય છે. જો તમારે તમારી ભાગમભાગ ભરેલી જિંદગીમાં તમારી આંખોની રોશની તેજ અને આંખોને અનેક રોગોથી બચાવીને રાખવી હોય તો તમારે આ 10 વસ્તુઓનું સેવન ચોક્કસ કરવું.

લીલા શાકભાજી હોય છે ફાયદાકારકઃ-આંખોને સ્વસ્થ રાખવા માટે ફળો અને લીલા પત્તાવાળી શાકભાજીનું સેવન ખૂબ જ જરૂરી છે. નિયમિત લીલા શાકભાજી અને સાથે ફણગાવેલા કઠોળનું સેવનથી શરીરને કેરોટીનાઈડ મળે છે, જે આંખોની કિકીને હંમેશા સ્વસ્થ રાખે છે.

વિટામીન્સથી ભરપૂર વસ્તુઓઃ-શરીરને તંદુરસ્ત રાખવા માટે વિટામીન એ, બી, સી અને ઈ યુક્ત વસ્તુઓનું સેવન કરવું જ જોઈએ. આ વિટામીન્સના સેવનથી આંખો સ્વસ્થ રહે છે અને મોતિયાબિંદની બીમારી પણ દૂર રહે છે. આ બધાં વિટામિન્સની પૂર્તી થઈ શકે એવા ભોજન લેવા જોઈએ. જેમાં દૂધમાંથી બનતી વસ્તુઓ, લીલા શાકભાજી, અનાજ, ફળ, ડ્રાયફ્રુટ્સ વગેરે વસ્તુઓનું સેવન કરવું જોઈએ.

જિંકયુક્ત વસ્તુઓનું સેવન કરવું-આંખો સાથે જોડાયેલી અનેક સમસ્યાઓથી બચીને રહેવા માટે તમારા ખોરાકમાં જિંકયુક્ત વસ્તુઓ જરૂર સામેલ કરવી. મગફળી, દહીં, ડાર્ક ચોકલેટ, તલ અને કોકો પાવડર વગેરેમાં ભરપૂર માત્રામાં જિંક હોય છે. જેથી નિયમિત રીતે આ વસ્તુઓનું સેવન પણ કરવું જોઈએ.

સલ્ફરવાળી વસ્તુઓને ભોજનમાં સામેલ કરોઃ-તમારી દ્રષ્ટિ અને જોવાની ક્ષમતા આખી જિંદગી ટકી રહે તેની માટે ડુંગળી અને લસણને પોતાના ભોજનમાં સામેલ કરવી જોઈએ. રોજ કોચી ડુંગળી ખાવી જોઈએ અને લસણયુક્ત ભોજનનું પણ સેવન કરવું જોઈએ. એવી જ રીતે કોઈ વ્યક્તિને મોતિયાબિંદની સમસ્યા હોય તો તેને સેલેનિયમથી ભરપૂર વસ્તુઓનું સેવન કરવું જોઈએ

સોયા મિલ્કઃ-સોયા મિલ્ક સ્વાસ્થ્ય માટે બહુ જ ગુણકારી માનવામાં આવે છે. પરંતુ આંખો માટે તો તે વરદાન સમાન છે. સોયા મિલ્કમાં ભરપૂર માત્રામાં પ્રોટીન જોવા મળે છે. સાથે જ તેમાં વિટામીન, ફેટી એસીડ્સ અને વિટામાન-ઈ જેવા ખનિજ તત્વો પણ ભરપૂર માત્રામાં મળી રહે છે. જે આંખોને નબળાઈને તરત જ દૂર કરી આંખોનેજીવનભરસ્વસ્થરાખેછે.

ફળો પણ હોય છે આંખો માટે ફાયદાકાર-કેરી, પપૈયા જેવા ફળોમાં કેરોટીન જોવા તત્વો મળે છે. તેના સેવનથી આંખોની નીચે કાળા ઘેરા કે સર્કલ દૂર થઈ જાય છે. આંખો હંમેશા સ્વસ્થ રહે છે.

આંખોની રોશની જળવાઈ રહે છે.વરિયાળીથી પણ થાય છે લાભઃ-વરિયાળી અનેક ગુણોથી ભરપૂર હોય છે. તેમાં મોજુદ ઔષધીય ગુણો આંખ માટે ખૂબ જ લાભદાયક હોય છે. વરિયાળી અને સાકરને સરખી માત્રામાં મેળવીને પીસી લો. તેની એક ચમચી સવાર-સાંજ દૂધની સાથે લો. તેનાથી આંખની નબળાઈ દૂર થઈ જાય છે અને નેત્ર જ્યોતિ પણ વધે છે.

માછલી પણ છે આંખ માટે ગુણકારીઃ-મોતિયાબિંદ, આંખોમાં ડ્રાયનેસ જેવી સમસ્યાઓને માછલી ખાવાથી દૂર કરી શકાય છે. અઠવાડિયામાં બેવાર માછલી ખાવાથી ઓમેગા 3 ફેટી એસિડની માત્રા સારી રીતે મળી જાય છે જેનાથી આંખોનો સોજો ઓછો થાય છે અને સ્નાયુઓ મજબૂત બને છે. એક હાલની

શોધમાં એવું જોવા મળ્યું કે માછલી ખાવાથી આંખની રોશની વઘે છે.

બદામ ખાવાથી પણ થાય છે ફાયદોઃ-બદામમાં વિટામીન ઈ જોવા મળે છે. રોજ રાતે બદામ પાણીમાં ભીંજવી રાખો અને સવારે તેને ખાઓ. તેનાથી આંખો હંમેશા સ્વસ્થ રહે છે અને આંખોનું તેજ વઘે છે.

ઈંડા ખાવાથી પણ સ્વસ્થ રહે છે આંખોઃ- આખો માટે ઈંડા ઘણા લાભદાયી હોય છે. લ્યૂટિન અને જિજેથિન નામના તત્વોથી કેરોટિનાયડ્સનું નિર્માણ થાય છે. કોઈ અન્ય પદાર્થોની સરખામણીએ આ બંને તત્વો ઈંડામાં ભરપૂર માત્રામાં જોવા મળે છે.

રોજ એક ઈંડુ ખાવાથી કેરોટીનાઈડ્સની ખામીને કારણે આંખના સેલ્સમાં થતા ક્ષારણને રોકી શકાય છે. જ્યા દાક્તરિ સલાહ નિ જરુર હોય ત્યા દાક્તરિ સલાહ ને અવગણસો નહિ..

6

કાકડી ના છોતરા છે બહુ જ કામના

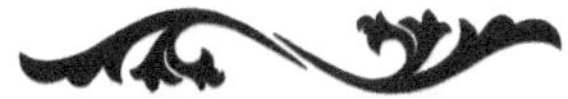

કાકડી એક એવું શાક છે જે શીતળતાની સાથે તાજગી પણ આપે છે. આમ તો કાકડીના અનેક લાભ છે, તેને ખાસ કરીને સલાડ તરીકે વધારે ખાવામાં આવે છે. જોકે કાકડી માત્ર સ્વાદસભર જ છે એવું નથી, કાકડીનું સેવન સ્વાસ્થ્યવર્ધક પણ છે. કાકડીમાં કેલરીની માત્રા નહિવત્ હોય છે જેથી કાકડી ડાયટિંગ કરતાં લોકો માટે બહુ ફાયદાકારક હોય છે.

કાકડી તો ગુણકારી છે જ પણ શું તમે ક્યારેય તેની છાલના અદભુત ફાયદા વિશે જાણ્યું છે? નહીં ને, કાકડીની છાલ થોડી કઠોર હોય છે જેથી કેટલાક લોકો તેની છાલ કાઢીને તેનું સેવન કરે છે પણ કાકડીની છાલ આપણા માટે બહુ જ લાભવર્ધક હોય છે અને તેનાથી પેટના કેન્સરનો પ્રાકૃતિક ઈલાજ થાય છે અને અન્ય સ્વાસ્થ્ય સમસ્યાઓમાં પણ તેનો ઉપયોગ ફાયદાકારક રહે છે. જેથી આજે કાકડીના છોતરા ફેકતાં પહેલાં અહીં જણાવેલા ફાયદા જાણી લેવા.ફાઈબરનો મહત્ત્વપૂર્ણ સ્રોત

કાકડીની છાલમાં ભળે નહીં તેવું ફાઈબર ભરપૂર પ્રમાણમાં હોય છે. આ ફાઈબર પાચનતંત્ર માટે બહુ જ સારું માનવામાં આવે છે. આ કબજિયાત અને પેટ સંબંધી સમસ્યાઓને દૂર કરે છે અને કાકડીનું છાલનું સેવન કરવાથી તમારું પેટ નિયમિત રીતે સાફ રહે છે. એક સ્વસ્થ આહાર માટે સ્ત્રીઓએ નિયમિત રૂપથી 25 ગ્રામ ફાઈબરની અને પુરુષોને 38 ગ્રામ ફાઈબરની જરૂર પડે છે. જેથી છાલ સહિત કાકડી ખાવાથી આ જરૂરિયાત પૂર્ણ થાય છે.

પ્રાકૃતિક રીતે ઘટે છે કેલરી ભૂખ લાગી હોય ત્યારે જો કાકડી ખાવામાં આવે તો વજન ઓછું કરવામાં મદદ મળે છે કારણ કે તેમાં કેલરીની માત્રા પ્રાકૃતિક

રીતે બહુ ઓછી હોય છે. આવામાં છાલ હોતી કાકડી ખાવી તો બહુ લાભકારી છે.

તેની એક સ્લાઈઝમાં માત્ર 1 કેલરી હોય છે. ભૂખ લાગવા પર તમે છાલ હોતી કાકડીનું સલાડ ખાશો તો માત્ર 3 દિવસમાં લગભગ 2 કિલો વજન ઉતરી શકે છે.આંખો માટે છે ફાયદાકારકજો તમારી દ્રષ્ટિ નબળી હોય તો છાલ સહિત કાકડી ખાવાથી આ સમસ્યા કાયમ માટે દૂર થઈ શકે છે કારણ કે કાકડીની છાલમાં બીટા કેરોટીન વિટામિન એ એક છુપાયેલો સ્ત્રોત છે.

બીટા કેરોટીન આંખોના સ્વાસ્થ્ય અને દ્રષ્ટિ માટે બહુ જ સારું માનવામાં આવે છે અને આ કાકડીની છાલમાં સૌથી વધારે જોવા મળે છે. ત્વચામાં લાવે તાજગીકાકડીની છાલ ત્વચાને નિખારવામાં મદદ કરે છે.

કાકડીની છાલ કાઢીને તેને સૂકવી લેવી, ત્યારબાદ તેને પીસીને તેમાં લીંબૂનો રસ નાખવો, હવે એક વાટકીમાં આ પેસ્ટને નાખીને તેમાં એલોવેરા જેલ મિક્ષ કરવું. હવે આ મિશ્રણને બરાબર મિક્ષ કરી લેવું. એલોવેરાની જગ્યાએ તમને ઘઉંનો લોટ પણ વાપરી શકો છો.

આ પેસ્ટને ત્વચા પર લગાવવાથી ત્વચા તાજગીસભર રહેશે.એન્ટીઓક્સીડેન્ટથી ભરપૂરકાકડીની છાલમાં એન્ટીઓક્સીડેન્ટ જેમ કે બી કેરોટીન, એ કેરોટીન, જી ક્સાન્થિન અને લ્યૂટીન બહુ વધારે માત્રામાં હોય છે.

આ તત્વો મુક્ત કણો સામે લડીને ઉંમર વધારવા અને અન્ય બીમારીઓને દૂર રાખવામાં મદદ કરે છે.ત્વચાને હાઈડ્રેટ કરે છે કાકડીની છાલ ત્વચાની અનેક પ્રકારની સમસ્યાઓમાં રાહત અપાવવાનું કામ કરે છે, જેમ કે ટેનિંગ, સનબર્ન, રેશિઝ વગેરે.

દરરોજ કાકડીની છાલનું સેવન કરવાથી રૂક્ષ ત્વચામાં નરમાશ આવે છે. જેથી તે નેચરલ મોઈશ્ચ્યુરાઈઝરનું કામ કરે છે. આ ત્વચામાંથી તેલ નિકળવાની પ્રકિયાને ઓછી કરીને ચહેરા પર ખીલની સમસ્યાને દૂર કરે છે.

વિટામિન કેની પૂર્તિકાકડીની છાલમાં વિટામિન કે રહેલું હોય છે. વિટામિન કે પ્રોટીનને સક્રિય કરવામાં મદદ કરે છે જે શરીરમાં સ્વસ્થ હાડકાં માટે,

સેલ્સના વિકાસ અને લોહીની ગાંઠ બનવાથી રોકવા માટે બહુ જ મહત્વ ધરાવે છે. કાકડી કરતાં કાકડીની છાલમાં વિટામિન કે ભરપૂર પ્રમાણમાં હોય છે. છોતરા સહિત એક બાઉલ કાકડીમાં લગભગ 49 માઈક્રોગ્રામ વિટામિન કે હોય છે.

જ્યારે છાલ કાઢેલી કાકડીમાં માત્ર 9 માઈક્રોગ્રામ જ હોય છે.કાકડી ખાવાના લાભ -કાકડીને કારણે ગરમીમાં લૂ નથી લાગતી અને શરીરમાં પાણી ઓછું નથી થતું તેમ જ કાકડી શરીરની પાણીની જરૂરિયાત ત્વરિત પૂરી પાડે છે.-કાકડી શરીરને રિહાઇડ્રેટ કરે છે.

જો તમે કામ કરવામાં બહુ વ્યસ્ત હોવ અને પાણી પીવાનું પણ ભૂલી જાઓ તો કાકડી ખાઈ શકો છો, કેમ કે કાકડીમાં 90 ટકા પાણીનો ભાગ હોય છે. જે તમે પાણી પીવામાંથી ગુમાવ્યું છે એ તમે કાકડી ખાઈને શરીરની પાણીની જરૂરિયાત પૂરી કરી શકો છો.-કાકડી શરીરને આંતરિક ગરમી અને બહારના ગરમ વાતાવરણ સામે રક્ષણ પૂરું પાડે છે અને શરીરને ઠંડક આપે છે.

કાકડી ખાવાથી તમારા શરીરને હૃદયની બળતરામાં પણ રાહત થાય છે. જો તમે કાકડીને તમારા શરીર સાથે ઉનાળામાં ઘસશો તો એ તમને સનબર્નથી પણ રાહત આપશે.-કાકડી શરીરમાં રહેલાં ઝેરી તત્ત્વોને દૂર કરે છે

કાકડી ખાવાથી શરીરમાંનો કચરો પરસેવા દ્વારા બહાર ફેંકાય છે, એટલું જ નહીં કાકડી નિયમિત રીતે ખાવાથી કિડની સ્ટોન પણ દૂર થાય છે.-કાકડીમાં રહેલા ઘટકો શરીરની દૈનિક વિટામિનની જરૂરિયાતને પૂરા પાડે છે.

એક દિવસમાં શરીરની જરૂરિયાતના જોઈતા વિટામિન્સ કાકડીમાંથી મળી જાય છે અને કાકડીમાં રહેલા A,B અને C વિટામિન્સને લીધે શરીરની રોગ પ્રતિકારક શક્તિને વધારે છે અને તમને એનર્જી આપે છે. જો તમે કાકડીનો જ્યુસ પાલક અને ગાજર સાથે પીઓ તો તમને નવી તાજગીનો અહેસાસ થાય છે. કાકડી એ વિટામિન Cનો સારો સ્રોત છે, કાકડીમાં વિટામિન C 12 ટકા જેટલું હોય છે.

7

આંખોને સ્વસ્થ રાખવા માટે જાણો તેની સરળ રીત

આપણે રોજ સ્નાન કરીએ છીએ ત્યારે કાન સાફ કરીએ છીએ, નાક સાફ કરીએ છીએ, પણ શું આંખ સાફ કરીએ છીએ? આંખની સ્વચ્છતા માટે વધુમાં વધુ આંખની બેઉ બાજુના ખૂણા સાફ કરીએ. એથી વધુ કાળજી રાખવાનું સામાન્ય માણસોને બહુ સૂઝતું નથી. આંખને પણ સ્વચ્છ રાખવી જરૂરી છે ને એ માટે અવારનવાર એને પણ ચોખ્ખી કરવી જરૂરી છે.

સ્નાન કરતી વખતે તો આપણે આંખની પાંપણો અને ખૂણા જ સાફ કરીએ છીએ, પણ અંદરની તરફથી એની સફાઈ થતી નથી. આંખની રચના એવી છે કે જેથી પાંપણનો પલકારો મારવાથી કુદરતી મોઇશ્ચર જ આંખને સાફ કરી દે છે, છતાં બહારનું કોઈ ઇન્ફેક્શન લાગતું અટકાવવું હોય તો અવારનવાર આંખને સાફ કરવી જરૂરી છે.

જેથી આજે અમે તમને આંખોને સાફ રાખવા માટેની સરળ રીત બતાવીશું. જેનાથી તમારી આંખો કાયમ ચોખ્ખી અને સ્વસ્થ રહેશે. રાતના સમયે આંખો સતત બંધ રહી હોવાથી પાંપણની અંદરની તરફ આવેલી મોઇશ્ચર પેદા કરતી ગ્રંથિઓ પણ આરામમાં હોય છે અને એટલે આંખમાંનો કચરો બહાર વહી જવાને બદલે સંઘરાઈ રહે છે.

આ જ કારણોસર ઘણી વાર ઊઠીએ ત્યારે પીળા-લીલા પિયા જામેલા જોવા મળે છે. ધારો કે તમે નહાવાનું થોડુંક મોડું કરો તો ચાલે, પરંતુ આંખની સફાઈ

તો બ્રશ કરતી વખતે જ થઈ જવી જોઈએ.

ખોબામાં પાણી ભરીને એમાં આંખ બોળવી અને પછી પાણીમાં જ આંખ ખોલ-બંધ કરવી. એ પછી સુંવાળા કપડાથી આંખની આજુબાજુનો ભાગ થપથપાવીને સાફ કરવો અને બન્ને ખૂણા સાફ કરવા. દર અઠવાડિયે એકાદ વાર કાચા દૂધમાં રૂનું પૂમડું ભીનું કરીને આંખ સાફ કરવી.

ઘણા લોકો માને છે કે ચહેરા પણ પાણીની છાલક મારવાથી આંખ પણ ધોવાઈ જ જાય. જોકે આંખની પાંપણ પર જોરથી છાલક મારવાથી આંખને ફાયદો નહીં, પણ નુકસાન થઈ શકે છે.

ઉનાળામાં આંખની બળતરા અને ગરમી બન્નેને કારણે ચહેરા પર છાલક મારવાની મજા આવે છે. જોકે આંખ પર ડાયરેક્ટ છાલક મારવી ઠીક નથી. ઘણા લોકો છાલક મારીને અથવા તો મારતાં પહેલાં જ આંખો ખોલી નાખે છે એ પણ હાનિકારક બની શકે છે. છાલક મારવી ઠીક નથી.

ત્રિફળાના પાણીનો પ્રયોગઆયુર્વેદનો ત્રિફળાનો દૃષ્ટિવર્ધક પ્રયોગ પણ કરી શકાય. રોજ રાતે એક ગ્લાસ પાણીમાં એક ચમચી ત્રિફળાનું ચૂર્ણ પલાળવું. સવારે એ પાણી ઝીણા કાપડથી ગાળીને એનાથી આંખ સાફ કરવી.

ત્રિફળાનું પાણી ખોબામાં ભરીને એમાં આંખો ડુબાડવી અને પછી આંખો ખોલ-બંધ કરવી. આનાથી આંખો સ્વચ્છ તો રહેશે જ સાથે જ આંખો સંબંધી સમસ્યાઓ પણ દૂર રહે છે.

આઇકપ કઈ રીતે વાપરવો?આંખ સાફ કરવા માટે જો ખોબામાં પાણી ભરવાનું ન ફાવતું હોય તો આઇકપ વાપરી શકાય.

જો પૂરતી સ્વચ્છતા જાળવીને એ વાપરવામાં આવે તો ખૂબ ફાયદાકારક રહે છે. સૌથી પહેલાં તો આ કપ ઘરની દરેક વ્યક્તિ માટે અલગ-અલગ રાખવો. એક જ આઇકપ બધાએ વાપરવાની ભૂલ ન કરવી.

દરેક વખતે એને વાપરતાં પહેલાં સહેજ હૂંફાળા ગરમ પાણીમાં બોળીને એને સ્ટરાઇલ એટલે કે જંતુરહિત કરી દેવો.

જો તમારે ત્યાં ચોખ્ખું પાણી આવતું હોય તો ડાયરેક્ટ નળમાંથી પણ પાણી લઈ શકો, પણ જો જરાય ડાઉટ હોય તો પીવા માટે કાઢેલું ચોખ્ખું મિનરલ વોટર કપમાં ભરવું.આઇકપ છલોછલ ભરવો. આંખો બંધ કરીને કપ પર આંખને ગોઠવવી. ધીમે-ધીમે કરીને આંખો ખોલવી અને બંધ કરવી. આંખોને ઉપર-નીચે, આજુબાજુ અને ગોળ સર્કલમાં ફેરવવી. અડધી મિનિટ સુધી એમ કરીને કપ દૂર કરી દેવો.

બીજી આંખ માટે બીજું ચોખ્ખું પાણી લેવું ને પહેલી આંખની જેમ જ બધી એક્સરસાઇઝ કરવી. એવું કહેવાય છે કે સાવ જ કોકરવરણું પાણી લઈને

આઇકપ વડે આંખો સાફ કરવામાં આવે તો ઇન્ફેક્શન્સ લાગવાના ચાન્સિસ સાવ જ ઘટી જાય છે.

ગરમીમાં બળતરાની તકલીફમાં સાદું નોર્મલ પાણી લેવું. અત્યંત ઠંડું પાણી વાપરવું યોગ્ય નથી. જ્યા દાક્તરિ સલાહ નિ જરુર હોય ત્યા દાક્તરિ સલાહ ને અવગણસો નહિ.

8

સાદા પાણીથી નહીં વસ્તુ નાખીને કરો સ્નાન, રોગો રહેશે દૂર

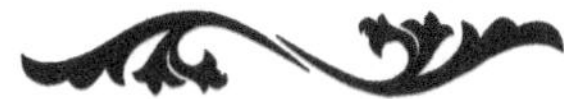

સ્વસ્થ રહેવાં માટે ચિકિત્સા જગતમાં જાત-જાતની ચિકિત્સા પદ્ધતિઓ વિકસાવવામાં આવે છે. જેથી લોકો વધુને વધુ સ્વસ્થ રહી શકે. પરંતુ સ્વાસ્થ્ય કોઈ આડઅસર વિના જ સુધારવું હોય તો હમેશાં હર્બલ પદ્ધતિઓનો જ ઉપયોગ કરવાથી સલાહ હમેશાંથી આપવામાં આવે છે. જેથી આજે અમે તમને એક એવી સરળ પદ્ધતિ વિશે બતાવીશું જે તમે આરામથી ઘરે જ કરી શકશો અને રોજ સ્નાન કરતી વખતે કરી શકશો.

ગરમ પાણીમાં હીલિંગ હર્બ્સની સાથે સ્નાન કરવાથી થાક ખૂબ જ ઝડપથી દૂર થાય છે અને તમને તાજગીનો એહસાસ થાય છે. આ જ કારણથી હર્બ્સની સાથે પાણી ચિકિત્સા પણ દિવસે ને દિવસે લોકપ્રિય બની રહી છે. ગરમ પાણીથી સ્નાન કરવાથી માસપેશીઓને સેંક મળે છે. કોશિકાઓને કારણે બંધ થઈ ગયેલા રોમછિદ્રો પણ ખુલી જાય છે.

જેના કારણે હવા અંદર જાય છે અને પરસેવો શરીરમાંથી બહાર નિકળે છે. આ ઘરેલૂ ઉપચારવાળું સ્નાન તન-મનને તરોતાજગી અને તંદુરસ્તી બક્ષે છે.એક સંશોધન મુજબ ગરમ પાણીનું સ્નાન એક સપ્તાહ માટે તો બરાબર રહે છે પરંતુ નિયમિત રીતે ગરમ પાણીથી સ્નાન કરવાથી શરીર કમજોર થઈ જાય છે. કારણ કે તેનાથી શરીરના સારા બ્રાઉન ફેટ ઘટવા લાગે છે અને રોગો વધવાની સંભાવના પણ વધી જાય છે.

આ સિવાય ગરમ પાણીના સ્નાનથી બ્લડપ્રેશર લો થઈ જાય છે, જેથી બ્લડપ્રેશરના દર્દીએ આનાથી બચીને રહેવું. નહિતર તેનાથી કમજોરીની સાથે મૂર્છાનું પણ કારણ બની શકે છે. ગરમ પાણીમાં સ્નાન કરતી વખતે જડીબુટ્ટીઓને તેમાં નાખવી જોઈએ. તમે હર્બલ સ્નાનને ત્રણ અલગ-અલગ રીતે તૈયાર કરી શકો છો, પરંતુ તે તમારી જરૂરિયાત પર નિર્ભર કરે છે. પહેલું કે સ્નાનના ગરમ પાણીમાં સીધી એક મુઠ્ઠી જડીબુટ્ટી નાખી દેવી, બીજું એ કે જડીબુટ્ટીનો ઉકાળો બનાવી પછી તેને પાણીમાં નાખવું. ત્રીજું એ કે બજારમાંથી હર્બલ સ્નાન ટી બેગ ખરીદવું.

જે ચામાં ઉપયોગ કરવામાં આવતા ટી બેગ કરતાં બહુ મોટું હોય છે. ત્યારબાદ તેને સ્નાનના પાણીમાં નાખી દેવું. તેમાં અનેક પ્રકારના હર્બ્સનું મિશ્રણ હોય છે, જે ખાસ કરીને ત્વચાના રોગોને શાંત કરવા માટે બનાવવામાં આવે છે. એક ખાસ વાત કેટલીકવાર આ જડીબુટ્ટી સ્નાનથી એલર્જી પણ થઈ શકે છે પરંતુ આવું બહુ ઓછું થાય છે. કેટલીક જડીબુટ્ટીઓમાં સુગંધ હોય છે તો કેટલીક ઔષધીય ગુણોના પ્રભાવવાળી હોય છે. સ્નાનના ડબલ ફાયદા લેવા માટે તમારી જરૂરિયાત પ્રમાણે નીચે જણાવેલી જડીબુટ્ટીઓમાંથી પસંદગી કરો. આ સિવાય ભોજનમાં ઉપયોગ થનારા હર્બ્સ પણ સ્નાન માટે ઉત્તમ માનવામાં આવે છે.

કેમમાઈલ એક જબરદસ્ત કોમળ, એન્ટીસેપ્ટિક અને એનાલ્જેસિક ગુણોથી ભરપૂર જડીબૂટી છે. સ્નાન કરવાના પાણીમાં કેમમાઇલ તેલના 8-10 ટિપા નાખીને 20 મિનિટ બાદ આ પાણીથી સ્નાન કરવાથી શરીરના કોઈપણ ભાગના દુખાવામાં રાહત મળે છે. કીડા વગેરેના ડંખમાં પણ આ પાણીથી સ્નાન કરવાથી આરામ મળે છે. સાથે જ તેના ઉપયોગથી એક્ઝિમા, સનબર્ન અને ત્વચા સંબંધી વિકારમાં રાહત મળે છે

. સાથે આના નિયમિત સ્નાનથી ત્વચા પર વધતી ઉંમર અને પ્રદૂષણના પ્રભાવને પણ દૂર કરે છે.ડેન્ડિલિઅન (સિંહપર્ણી ફુલ, એક જાતનું વિલાયતી પીળાં ફૂલનો એક જંગલી છોડ)સિંહપર્ણી દાણાદાર પીળા પાનવાળો ફુલ હોય છે. સિંહપર્ણીના પાન અને આ છોડ એન્ટીઓક્સીડેન્ટ, ફોલેટ, કેલ્શિયમ, આયરન, પોટેશિયમ, મેગ્નેશિયમ, ફોસ્ફોરસ અને વિટામિન સી, એ, ઈથી ભરપૂર હોય છે. આ જ કારણે તે શરીરમાં રહેલાં ફ્રિ રેડિકલ્સથી લડીને ત્વચાને નવી ઊર્જા આપે છે. આ સિવાય સિંહપર્ણીના ફુલ પાણીમાં નાખીને તે પાણીથી સ્નાન કરવાથી ફેફસાના કેન્સર જેવા રોગો સામે રક્ષણ મળે છે અને ઉદાસી જેવી તકલીફો દૂર થાય છે.

આદુ આદુના ઔષધીય ગુણોથી તો કોઈપણ અજાણ નહીં હોય. આદુનો ઉપયોગ અનેક સ્વાસ્થ્ય સમસ્યાઓ માટે કરવામાં આવે છે. આયુર્વેદમાં પણ આદુનો ઉપયોગ કરવાનું કહેવામાં આવ્યું છે. આદુમાં ભરપૂર માત્રામાં એન્ટીઓક્સીડેન્ટ હોય છે. જેથી આદુની છીણ નહાવાના પાણીમાં મિક્ષ કરીને તેનાથી સ્નાન કરવાથી શરીરમાં લોહીનું પરિભ્રમણ સુધરે છે. સાથે ત્વચા સંબંધી તમામ રોગો દૂર થાય છે.

આવા પાણીથી નિયમિત સ્નાન કરવાથી હાંડકા અને સ્નાયુઓમાં થતાં દુખાવામાં પણ રાહત મળે છે.ચમેલીનું ફુલચમેલી એક ખૂશ્બુદાર ફુલ છે. તેની સુગંધ તન-મનમે આનંદિત કરી દે છે. આની સાથે જ ચમેલીમાં અનેક ઔષધીય ગુણો હોવાથી તે સ્વાસ્થ્ય માટે પણ અનેક રીતે ફાયદાકરક હોય છે. ચમેલીના ફુલ સફેદ અને પીળા હોય છે.

આનો સ્વાદ તીખો અને પ્રકૃતિ ઠંડી હોય છે. ચમેલીના તેલનો ઉપયોગ કરવાથી આત્મવિશ્વાસ, ઊર્જા, આશાવાદ, અને જોમ પુનઃસ્થાપિત થાય છે. નહાવાના પાણીમાં 8-10 ટિપાં આ તેલના નાખીને આ પાણીથી સ્નાન કરવાથી કફ, માથાનો દુખાવો અને તણાવની સમસ્યા દૂર તો દૂર થાય જ છે સાથે મૂડ પણ ફ્રેશ થઈ જાય છે. ચમેલીનું તેલ નાખેલા પાણીથી સ્નાન કરવાથી તાજગી અનુભવાય છે અને ડિપ્રેશન જેવી તકલીફો પણ દૂર થાય છે.

આ પાણીથી નિયમિત સ્નાન કરવાથી ત્વચા સ્થિતિસ્થાપકતા આવે છે. ચમેલીના તેલના 8-10 ટીપાં પાણીમાં નાખી તેનાથી સ્નાન કરવાથી માથાનો દુખાવો, વિપરિત માસિક સ્રાવ અગાઉના સિન્ડ્રોમ, તણાવ, અને તણાવ રાહત મદદ કરશે.નીલગિરી

યૂકલિપ્ટસ જને આપણે નીલગિરી કહીએ છીએ, નીલગિરી કીટાણુનાશક હોય છે, સાથે જ તે સ્વાસ્થ્ય માટે પણ અનેક રીતે ગુણકારી હોય છે. તેની સુગંધ એકદમ તેજ હોય છે. નીલગિરીનું તેલ ત્વચામાં ઝડપથી ઠંડકનો એહસાસ કરાવે છે. નીલગિરીનું તેલ પ્રાકૃતિક પીડાનાશક પણ છે. જે શરીર અને સાંધાના દુખાવાથી મુક્તિ અપાવે છે.

નીલગિરીના તેલના 8-10 ટિપા સવારે ગરમ પાણીમાં નાખીને તે પાણીથી નહાવાથી શરીર અને મગજ બન્નેને આરામ મળે છે. આવા પાણીથી સ્નાન કરવાથી ફેફસા ખુલે છે અને શ્વાસ લેવામાં મદદ મળે છે. એની સાથે જ તે નવા ટિશ્યૂસના વિકાસમાં મદદ કરે છે અને શરીરને બેક્ટેરિયાથી પણ બચાવે છે. તાવમાં પણ આ તેલના સ્નાનથી સારો એવો ફાયદો થાય છે. નીલગિરીના તેલવાળા પાણીથી સ્નાન કરવાથી બોડી ટેમ્પેરેચર જળવાઈ રહે છે.

રોઝમેરી (એક બારમાસી સુગંધી ઝાડવું)

સામાન્ય રીતે રોઝમેરીનો ઉપયોગ ભોજનમાં ફ્લેવર અને સુગંધ લાવવા માટે કરવામાં આવે છે પણ આ સિવાય રોઝમેરીના ફુલ અને તેનું તેલ પણ ઔષધીય ગુણોથી સભર હોય છે. શું તમે જાણો છો કે દરરોજ રોઝમેરીના ફુલ કે તેલ પાણીમાં નાખીને તેનાથી સ્નાન કરવાથી તે શરીરમાં રોગપ્રતિકારક ક્ષમતાને વધારે છે.

રોઝમેરીમાં એન્ટીસેપ્ટીક અને એન્ટીમાઈક્રોબીયલ જેવા તત્વો હોય છે જે ત્વચા સંબંધી રોગોને દૂર કરે છે. તમે સ્નાન કરતાં પહેલાં રોઝમેરીના તેલને પણ શરીર પર લગાવી શકો છો. એટલે કે તમારું શરીર બીમારીઓ સામે લડી શકવામાં સક્ષમ બને છે. રોઝમેરીનો ઉપયોગ કાર્યકુશળતા અને મૂડ બન્ને પર સકારાત્મક અસર નાખે છે. રોઝમેરીનો ઉપયોગ કરવાથી પાચનતંત્ર સુદૃઢ બને છે. સાથે જ માસપેશીઓનું ખેંચાણ પણ દૂર થાય છે.

લવેન્ડર (એક ખુશબોદાર ફૂલોવાળો છોડ)

લવેન્ડરના તેલના 6-8 ટિપાં નહાવાના પાણીમાં નાખી તે પાણીથી સ્નાન કરવાથી માનસિક શાંતિ મળે છે. તણાવ ઘટે છે. ઈમ્યુનિટિમાં સુધાર આવે છે. શ્વસન અને લોહી પરિભ્રમણની ક્રિયા પર સારો પ્રભાવ પડે છે.

ત્વચા સંબંધી રોગો પણ દૂર થાય છે. આ રીતે લવેન્ડરનું તેલ નાખેલા પાણીથી નિયમિત સ્નાન કરવાથી ખૂબ ઝડપથી સકારાત્મક પરિણામ મળે છે. આ સિવાય લવેન્ડરના તેલનો ઉપયોગ કોઈ ડંખ, કપાઈ જવું, ઘા, લોહી રોકવા વગેરે માટે પણ કરવામાં આવે છે. સ્નાયુઓના દુખાવાને દૂર કરવા માટે પણ લવેન્ડરના તેલનો ઉપયોગ કરવામાં આવે છે. આમ સ્નાન કરવાના અનેક ફાયદાઓ છે.

9

લવિંગના અનેક ઔષધિય ગુણો, જાણો અને રોજ કરો સેવન

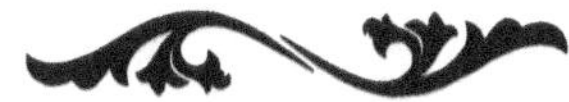

લવિંગ એક એવો મસાલો છે કે જે ખાવાની અનેક આઈટમોમાં વપરાય છે. જેનાથી તેનો સ્વાદ અનેક ગણો વધી જાય છે. લવિંગ માત્ર સ્વાદ માટે જ નહિ પરંતુ તે અનેક ઔષધિય ગુણો માટે પણ જાણીતું છે.

અનેક સ્વાસ્થ્ય સમસ્યાઓમાં લવિંગનો ઉપયોગ કરીને કઈ રીતે ઝડપથી રાહત મેળવી શકાય તે વિશે જોઇતો તોઆયુર્વેદ પ્રમાણે લવિંગ તીખાં અને કડવાં, પચવામાં હલકાં, ભૂખ લગાડનાર, આહાર પચાવનાર, ઠંડાં, લાળગ્રંથિઓને ઉત્તેજિત કરનાર, યકૃત ઉત્તેજક, મુખ દુર્ગંધનાશક, લોહીનું દબાણ વધારનાર, કફ અને પિત્તનાશક તથા નેત્રો માટે હિતકારી છે.

તે શરદી, ઉધરસ, ઊલટી, આફરો, લોહી વિકાર, શ્વાસ-દમ, અજીર્ણ, આંચકી વગેરે વિકૃતિઓને મટાડનાર છે. લવિંગમાં સડો દૂર કરવાનો ઉત્તમ ગુણ હોવાથી દાંત, મોં તથા કફની દુર્ગંધ દૂર કરે છે. ખાદ્ય વાનગીઓમાં એનો ઉપયોગ કરવાથી તે સ્વાદિષ્ટ અને સુપાચ્ય બને છે.રાસાયણિક દૃષ્ટિએ લવિંગમાંથી એક સુગંધિત તેલ ૧૪.૨૩% નીકળે છે.

આ તેલમાં યુજિનાલ, યુજિનાલ એસિટેટ તથા કેરિયોફાઇલિન જેવા ઘટકો રહેલા હોય છે. આ સિવાય લવિંગમાં પ્રોટીન, ચરબી, કાર્બોહાઇડ્રેટ, વિટામિન, ખનિજ તથા ટેનિન પણ રહેલાં છે. - લવિંગનો ઉકાળો પેટની તકલીફોમાં ઘણો ફાયદો કરે છે.

ઉકાળો બનાવવા માટે આશરે ૨૦ નંગ લવિંગને બે ગ્લાસ પાણીમાં ઉકાળવાં. ઉકળતાં એક કપ પાણી બાકી રહે એટલે ગાળી, ઠંડું પાડીને પી જવું.

સવાર-સાંજ ઉકાળો તાજો બનાવીને પીવાથી અગ્નિમાંઘ, પેટનો ગેસ, ચૂંક, અજીર્ણ વગેરેમાં થાય છે. - શરદીમાં લવિંગનો ઉકાળો પીવાથી ફાયદો થાય છે. - ભોજન જમ્યા પચી ૧-૧ લવિંગ સવાર-સાંજ ખાવાથી એસીડિટી સારી થઈ જાય છે.

અસ્થમા-દમના હુમલા વખતે ચાર-પાંચ લવિંગ ચાવીને તેનો રસ ધીમે ધીમે ઉતારતા રહેવાથી રાહત અનુભવાય છે.માથું દુખતું હોય તો કપાળ પર લવિંગ ચોપડવાથી તરત રાહત થાય છે.

બે લવિંગ ચાવવાથી કફ-ઉધરસમાં રાહત થાય છે અને મોઢાની દુર્ગંધ મટે છે. -એકાદ-બે લવિંગ મોંમાં રાખવાથી મોંમાં લાળ અને હોજરીમાંપાચકરસોનોસ્રાવથવાથી પાચનક્રિયાસુધરેછે.

ખાદ્યસામગ્રી સાથે તેના ઉપયોગથી ગેસ-વાછૂટ અને મળની દુર્ગંધ દૂર થાય છે. -લવિંગ વેદનાશામક હોવાથી દાંતના દુખાવામાં અક્સિર છે.

દાઢ સડી જવાથી પોલી થઈ ગઈ હોય તેમજ તેમાં જો દુઃખાવો થતો હોય તો લવિંગના તેલનું પોતું મૂકવાથી ખૂબ જ રાહત થાય છે. લવિંગ અને કપૂરનું ચૂર્ણ સરખા ભાગે લઈ તેને દાંતમાં ભરવાથી પણ દુખાવામાં રાહત થાય છે.

એક લવિંગને પીસીને ગરમ પાણી સાથે ફાંકી જાઓ. આ રીતે ત્રણવાર લેવાથી સામાન્ય તાવ દૂર થઈ જાય છે.લવિંગ મોઢામાં રાખી ચુસવાથી સગર્ભાની ઉલટી, ઉબકા શાંત થાય છે.

લવિંગનું ચુર્ણ મધમાં મિક્ષ કરી ચટાડવાથી પણ સગર્ભાની ઉલટીઓ શાંત થાય છે. -પાંચથી સાત લવિંગનું ચુર્ણ એક ચમચી મધમાં સવાર સાંજ ચાટવાથી કફના રોગો મટે છે.

લવીંગાદી ચુર્ણ : લવિંગ, એલચી, તજ, નાગકેસર, કપૂર, જાયફળ, શાહજીરૂ, વાળો, સૂંઠ, કાળું અગર, વાંસકપૂર, જટામાંસી, નીલકમળ, પીપર, ચંદન, ચણકબાબ, તગર આ દરેક ઔષધ વીસ-વીસ ગ્રામ અને સાકર બસો ગ્રામ લઈ બારીક ચુર્ણ કરવું.

એને લવીંગાદી ચુર્ણ કહે છે. એક ચમચી ચુર્ણ બે ચમચી મધમાં સવાર-સાંજ લેવાથી કફના રોગો, ખાંસી, હેડકી, ગળાના રોગો, શરદી, છીંકો વગેરે મટે છે. ધી સાથે લેવાથી શરીર પુષ્ટ થાય છે. જ્યા દાક્તરિ સલાહ નિ જરુર હોય ત્યા દાક્તરિ સલાહ ને અવગણસો નહિ.

10

પિત્ત, ઉબકા, એસિડિટીમાં શ્રેષ્ઠ ઔષધ છે વરિયાળી

ભૂખ સાવ જ મરી ગઈ છે. કોળિયા ગળે નથી ઊતરતો. ભૂખ્યા પેટે રખડવાનું થાય એટલે માથું ચડી જાય. પિત્તને કારણે ઉબકા આવ્યા કરે. ચટપટો અને તળેલો નાસ્તો થોડોક ખવાઈ જાય તોપણ તીખા ઓડકાર આવ્યા કરે છે અને એસિડિટીને કારણે છાતીમાં બળતરા થાય છે.

અપચો, કબજિયાતને કારણે વારંવાર મોંમાં ચાંદાં પડી જાય આ બધી સમસ્યાઓ તમને થાય છે? તો તમારા માટે વરિયાળી બેસ્ટ છે. મુખવાસ તરીકે, શરબત તરીકે કે પછી વરિયાળીનું ચૂર્ણ ઔષધ તરીકે પણ લઈ શકો છો. વરિયાળીથી ઉપરની બધી જ સમસ્યાઓમાં ફાયદો થાય છે,

જોકે કઈ તકલીફ માટે તમે કેવી વરિયાળી ખાઓ છો એ પણ વધુ મહત્વનું છે. ક્યારે કેવી વરિયાળી ખાવી એ સમજવા માટે પહેલાં વરિયાળીના ગુણધર્મો જાણવા પડે. વરિયાળી ગુણમાં મધુર હોવાથી વાયુનું અને શીતલ હોવાથી પિત્તનું શમન કરે છે.

એમાં મેધ્ય ગુણ રહેલા છે ને એટલે નિયમિત ખાવાથી ગ્રહણશક્તિ વધે છે. કાચી અને શેકેલી વરિયાળીઓના ગુણધર્મો અલગ-અલગ હોય છે. કાચી વરિયાળી અગ્નિવર્ધક છે ને દીપન-પાચન સુધારે છે.

એટલે ભૂખ્યા પેટે જો કાચી વરિયાળી ખાવામાં આવે તો એ ક્યારેક એસિડિટી કરે છે. શેકેલી વરિયાળી પિત્ત કરતી નથી, પરંતુ પિત્તનું શમન કરે છે અને

એસિડિટી ઘટાડે છે.મુખવાસમાં મીઠું-હળદરદિવસ દરમ્યાન એમ જ વરિયાળી ખાવી હોય તો એ સાદી શેકેલી હોય એ જરૂરી છે,

બાકી મુખવાસમાં વપરાતી આ વરિયાળીને પહેલાં મીઠું, લીંબુ અને હળદર નાખીને થોડોક સમય રાખી મૂકવી ને પછી ધીમી આંચે શેકવી. નમક-લીંબુને કારણે પાચન સુધરે છે અને હળદરથી કફ છૂટો પડે છે.

જો બ્લડપ્રેશરની તકલીફ હોય તો સાદી જ વરિયાળી ખાવી સારી રહેશે. જમ્યા પછી એક્સ્ટ્રા નમક લેવાથી બીપીની તકલીફ વધુ થઈ શકે છે. જો ભૂખ ન લાગતી હોય, પાચકરસો યોગ્ય માત્રામાં ન ઝરતા હોય તો કાચી વરિયાળી જમતાં પહેલાં ખાવી જોઈએ. જો ભૂખ બરાબર લાગતી હોય,

પણ પાચન યોગ્ય રીતે ન થતું હોય તો જમ્યા પછી શેકેલી વરિયાળી ખાવી જોઈએ.એસિડિટીની તકલીફ હોય અને જો તમે કાચી વરિયાળી ભૂખ્યા પેટે ખાશો તો તકલીફ વધશે. તમારે પિત્તનું પાચન થઈને સરણ થઈ જાય એ માટે શેકેલી વરિયાળી ખાવી જોઈએ. ઔષધ માટે વપરાતી વરિયાળીને શેકીને એનું ચૂર્ણ કરીને ભરી રાખવી બહેતર છે.

ઉનાળામાં જો પાચનસંબંધી તકલીફો માટે વરિયાળી ખાવી હોય તો એ જમ્યા પછી અને શેકેલી વરિયાળી જ ખાવી. ધારો કે કાચી વરિયાળી ખાવી હોય કે ખવાઈ જાય તો એ પછી થોડુંક ખાઈ લેવું, નહીંતર એસિડિટી થઈ શકે છે.વરિયાળી-ખડી સાકરનું ચૂર્ણ ઉનાળામાં એસિડિટી, પિત્ત ઉપર ચડી જવું,

ગરમીને કારણે માથું દુખવું જેવી સમસ્યાઓ થાય છે. એમાં વરિયાળી અને ખડી સાકરનું ચૂર્ણ ઉત્તમ છે. આમાં પણ શેકેલી વરિયાળી જ વાપરવી.જ્યારે પણ પિત્તનું શમન કરવા માટે વરિયાળી વપરાય ત્યારે હંમેશાં એ સાદી શેકેલી જ લેવી. કાચી ચીજો પિત્ત કરે ને પાકેલી ચીજો પિત્ત શમન કરે છે.

શેકેલી વરિયાળીનું ખાંડેલું ચૂર્ણ ૧૦ ગ્રામ અને એમાં પાંચ ગ્રામ ખડી સાકરનું ચૂર્ણ મેળવીને ચાવી-ચાવીને ખાવું. એમ કરવાથી પિત્ત શમે છે,

માથું ઉતરે છે, ઊબકા આવતા હોય તો અટકે છે.પિત્તના શમન માટે વરિયાળી, કાળી દ્રાક્ષ અને ખડી સાકરને પલાળીને એનું પાણી લેવાનો પ્રયોગ પણ પ્રચલિત છે.

એમાં પણ કાચી નહીં પણ શેકેલી વરિયાળી જ લેવી. વરિયાળીનું શરબત બનાવો એમાં પણ શેકેલી વરિયાળી જ વપરાઈ હોય તો વધુ ગુણકારી ગણાય છે. આમ વરિયાળી ખાવાના અનેક ફાયદાઓ છે.જ્યા દાક્તરિ સલાહ નિ જરૂર હોય ત્યા દાક્તરિ સલાહ ને અવગણસો નહિ.

11

ચોમાસામાં અકળાવી દેનારી ચામડીની આ સમસ્યાથી મેળવો છુટકારો

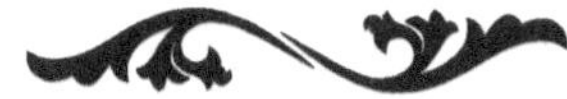

દાધર-ખાજ અને ખંજવાળ એક પ્રકારના ફંગલ સંક્રમણથી ફેલાય છે. દાધર એક ચર્મરોગ છે જેને રિંગવોર્મના નામથી પણ ઓળખવામાં આવે છે. ચોમાસામાં આ બીમારી વધારે પ્રમાણમાં થઇ શકે છે.

આ સંક્રમણ શરીરના કોઇપણ ભાગ પર ફેલાઇ શકે છે, જેમ કે, નખ, હથેળી, પગ અથવા માથા પર પણ. દાધર શરીરના જે ભાગ પર હોય છે તે ભાગ પર ખંજવાળ આવવા લાગે છે અને જ્યારે વ્યક્તિ તેને ખંજવાળવા લાગે છે તો વધારે ઝડપથી ફેલાવા લાગે છે. તે સંક્રમિત વ્યક્તિના સ્પર્શથી પણ ફેલાય શકે છે.

જો તમારા ઘર પર કોઇ વ્યક્તિને દાધની સમસ્યા છે તો તેના સામનનો પ્રયોગ કરવાથી બચવું. બાળકોમાં આ સંક્રમણ મોટા લોકોની સરખામણીમાં વધારે ફેલાય છે. બજારમાં ઘણા એવા તેલ અને ક્રીમ ઉપલબ્ધ છે જે દાધર-ખાજની સમસ્યામાંથી છુટકારો અપાવી શકે છે. જોકે, તમે થોડા ઘરેલું નુસખાઓનો પણ ઉપયોગ કરી શકો છો.

લસણનો રસઃ-લસણમાં એક એન્ટી ફંગલ તત્વ મળી આવે છે જે કોઇપણ પ્રકારના ફંગલ સંક્રમણને ઠીક કરવાની ક્ષમતા રાખે છે. લસણને છીલીને તેના

ઝીણા ટુકડા કરીને પ્રભાવિત ક્ષેત્ર પર લગાવવું અને તેના પર પટ્ટી બાંધી લેવી. આ પટ્ટીને આખી રાત રહેવા દેવી. આ ઉપાય દરરોજ કરવાથી લાભ પ્રાપ્ત થાય છે.

એપ્પલ વિનેગારઃ-રૂના ટુકડાને એપ્પલ સાઇડર વિનેગારમાં ડુબાડી અને પ્રભાવિત ક્ષેત્ર પર દિવસમાં 5 વાર લગાવવું, આ ઉપાય ત્રણ દિવસ સુધી સતત કરતાં રહેવું. જોકે, આ ઉપાયને ત્યાં સુધી કરવામાં આવવો જોઇએ જ્યાં સુધી દાધર બિલકુલ ગાયબ ન થઇ જાય.નારિયેળ તેલઃ

આ તેલ તમને ખંજવાળથી રાહત અપાવશે અને ત્વચાને મુલાયમ બનાવશે. તમારે આખી રાત આ નારિયેળ તેલ લગાવીને રાખવું જોઇએ. આ ઉપાયને ઘણા દિવસ સુધી સતત કરવાથી ખૂબ જ ફાયદો અપાવે છે.

જોજોબા તેલ અને લેવેન્ડર તેલઃ-આ તેલ કોઇપણ પ્રકારની હાનિ નથી પહોંચાડતું. આ તેલને બાળકો માટે ખાસ પ્રયોગ કરવામાં આવે છે. એક ચમચી જોજોબા તેલમાં એક ટીપું લેવેન્ડર તેલ મિક્સ કરવું. ત્યાર પછી તેને રૂની મદદથી પ્રભાવિત ભાગ પર લગાવવું.

સરસિયાનું તેલઃ-સરસિયાના દાણાને 30 મિનિટ સુધી પાણીમાં પલાળીને રાખવા, ત્યાર પછી તેને પીસી જાડી પેસ્ટ તૈયાર કરવી. આ પેસ્ટને ખંજવાળ પેદા કરનારી જગ્યા પર લગાવવું. તમને જરૂર લાભ મળશે.

હળદરઃ-એન્ટીબેક્ટેરિયલ ગુણોથી ભરેલી હળદર બેક્ટેરિયલ અને ફંગલ ઇન્ફેકશનને દૂર કરવામાં સહાયક છે. રૂની મદદથી તાજી હળદરનો રસ શરીર પર લગાવવો. તેને દિવસમાં 3 વાર લગાવવાથી રાહત મળશે.વિનેગાર અને મીઠું-એક જાડી પેસ્ટ મીઠા અને વિનેગારની તૈયાર કરવી. આ પેસ્ટને સીધા પ્રભાવિત ક્ષેત્ર પર દિવસમાં 5 વાક લગાવવી. આ ઉપાય 7 દિવસો સુધી લગાવી રાખવું, તમને જરૂર લાભ મળશે.

એલોવેરાઃ- ત્વચાના કોઇપણ રોગ માટે એલોવેરા ખૂબ જ સારું ઔષધ માનવામાં આવે છે. એલોવેરાના રસને શરીર પર લગાવવો અને આખી રાત તેને તે જ સ્થિતિમાં છોડી દેવો. ત્યાર પછી સવારે તેને ધોઇ લેવો. જ્યાં સુધી બીમારી ઠીક ન થઇ જાય ત્યાં સુધી આ ઉપાય કરતાં રહેવું

.લેમન ગ્રાસ ટીઃ-લેમન ગ્રાસ ટી એક બેસ્ટ રેમેડી છે જેનાથી ખંજવાળ અને સંક્રમણ દૂર થઇ જાય છે. તમારે દિવસમાં ત્રણવાર લેમન ગ્રાસ ટીનું સેવન કરવું જોઇએ. જો તમને ઠીક લાગે તો ઉપયોગમાં લીધેલ ટી બેગ પણ દાધર પર લગાવી શકો છો. આ ઉપાયથી તમને ઘણી રાહત મળશે.

જૈતૂનના પાનઃ-આ પાનને દિવસમાં 3 વાર ચાવવા જોઇએ. આ પાન અંદરથી તમારી બીમારીને દૂર કરી દે છે. આ ઉપાય તમારા શરીરની

ઇમ્યૂનિટીને પણ વધારે છે. . જ્યા દાક્તરિ સલાહ નિ જરુર હોય ત્યા દાક્તરિ સલાહ ને અવગણસો નહિ.

ઇમ્યૂનિટીને પણ વધારે છે. . જ્યા દાક્તરિ સલાહ નિ જરુર હોય ત્યા દાક્તરિ સલાહ ને અવગણસો નહિ.

12

તણાવમાં આ કારણોને લીધે વધે છે શરીરમાં મેદસ્વિતા

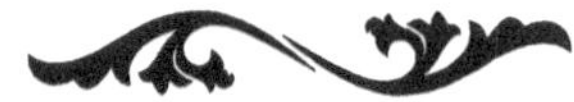

આજકાલના સમયમાં બાળક હોય કે વૃદ્ધ બધા જ તણાવમાં રહેતા હોય છે. તેનાથી બચવું ખૂબ મુશ્કેલ છે, પરંતુ ફૂલ પર્સનાલિટી માટે આ કામ અઘરૂ પમ નથી. તણાવના લીધે માનસિક જ નહીં બલકે શારીરિક નુકસાન પણ થાય છે. તમને જાણીને આશ્ચર્ય થશે કે તણાવને લીધે તમારું વજન વધી શકે છે.

તમે તણાવમાં છો અને થોડા સમય પછી તમને ખબર પડે છે કે તમારું શરીર એકદમથી જાડું થઈ ગયું છે, તમારા જૂના કપડાં ફિટ નથી થઈ રહ્યા, તો ચાલો જાણીએ કે કેવા પ્રકારનો તણાવ તમને મેદસ્વી બનાવી રહ્યો છે.

હાઇ કેલેરી લેવી તણાવ દરમિયાન તમારું ધ્યાન નથી રહેતું અને તમે હાઇ કેલેરીની વસ્તુઓ પણ ખૂબ ઝડપથી ખાવા લાગો છો. પરંતુ તમે વર્કઆઉટ નથી કરતા તો તેનો વપરાશ નથી થઈ શકતો.

હાઇ કેલેરી ડાયટની સાથે-સાથે વર્કઆઉટ પણ જરૂરી છે. જો તમને કોઈ વાતથી તણાવ થઈ રહ્યો હોય તો થોડો સમય મેડિટેશન અને વર્કઆઉટ માટે પણ નીકાળો.

ભોજન ન કરવું તણાવ દરમિયાન દિમાગ એટલું બધુ મૂંઝવણમાં હોય છે કે કેટલીક વખત યોગ્ય સમય પર ભોજન કરવું પણ ભૂલી જાય છે. તેનાથી શરીરની મોટાબોલિક પ્રક્રિયામાં વિઘ્નો પહોંચે છે.

જોકે ભોજન ન કરવાને લીધે ક્યારેય મેદસ્વિતા ઓછી નથી થતી. જો તમે તણાવમાં હોવ તો ક્યારેય ભોજન ન લેવાની ભૂલ ન કરો તેનાથી તમારા જ શરીરને નુકસાન પહોંચે છે. યોગ્ય સમય પર યોગ્ય ભોજન શરીરને કાયમ તંદુરસ્ત રાખે છે.

દરેક વખતે કંઈક ચાવતા રહોતણાવ દરમિયાન વ્યક્તિએ દરેક સમયે કંઈક મંચિંગ કરતા રહેવું જોઈએ, તેનાથી તેને થોડો આરામ મળે છે. પરંતુ આ ચક્કરમાં તે કેટલી કેલેરી લઈ લે છે તેનો ખ્યાલ પણ તેને નથી રહેતો જેના લીધે તેના વજનમાં સતત વધારો થતો રહે છે. જો તમે તણાવમાં હોવ તો સ્નેક્સ અથવા ચ્યુઇંગ ગમ પણ ચટાવી શકો છો.

ઊંઘ ન આવવી જો કોઈ વ્યક્તિ તણાવમાં હોય તો તેને ઊંઘ ખૂબ ઓછી આવતી હોય છે. ઊંઘ ન આવવાને લીધે બાયોમેટ્રિક ચક્ર થોડું ડિસ્ટર્બ થઈ જાય છે અને ઊંઘમાં સતત વિઘ્નો ઉત્પન્ન થાય છે.

આવી પરિસ્થિતિમાં વ્યક્તિ કંઈકને કંઈક ખાય છે અને તેને પચાવવાની પ્રક્રિયા યોગ્ય રૂપથી નથી થઈ શકતી, પછી શું તેના વજનમાં થાય છે ન થવાનો વધારો.

કેફીન, સિગરેટ અને શરાબતણાવ દરમિયાન કોઈ પણ વ્યક્તિને આ ત્રણેય વસ્તુ પોતાના મિત્ર, હમદર્દ જેવી લાગતી હોય છે. પરંતુ તેના સેવનથી શરીરમાં કોર્ટીસોલનું સ્તર વધી જાય છે અને બૉડીનો ફેટ બર્ન નથી થઈ શકતો જેટલો એક જ દિવસમાં થવો જોઈએ.

જો તમને કોઈ વાતને લીધે ખૂબ તણાવમાં છો તો તેને દૂર કરવા વિશે વિચારો ન કે આ ત્રણેય વસ્તુઓ સાથએ મિત્રતા કરો.

તણાવ હોર્મોન્સનું નીકળવુંતણાવ દરમિયાન એડ્રેનલ ગ્લેંડ એક હોર્મોનને સ્રાવિત કરે છે જેને કોર્ટિસોલ કહેવામાં આવે છે. આ હોર્મોનમાં એવા ગુણ હોય છે જે તણાવની તીવ્રતા ઓર વધી જાય છે.

આ હોર્મોનથી ફેટના સ્તરમાં પણ વધારો થાય છે.. આંતરડાની ચરબી વધવી તણાવને લીધે આંતરડાની ચરબી વધી જાય છે જે પેટના નીચેના ભાગમાં વઘેલી લાગે છે. એક સ્વસ્થ વ્યક્તિમાં 1થી 10 ટકા આંતરડાની ચરબી હોય છે.

પરંતુ તણાવગ્રસ્ત વ્યક્તિમાં તેની ટકાવારી વધી જાય છે અને પરિણામે મેદસ્વિતામાં વધારો થાય છે. . જ્યા દાક્તરિ સલાહ નિ જરુર હોય ત્યા દાક્તરિ સલાહ ને અવગણસો નહિ.